BEI GRIN MACHT SICH IHR WISSEN BEZAHLT

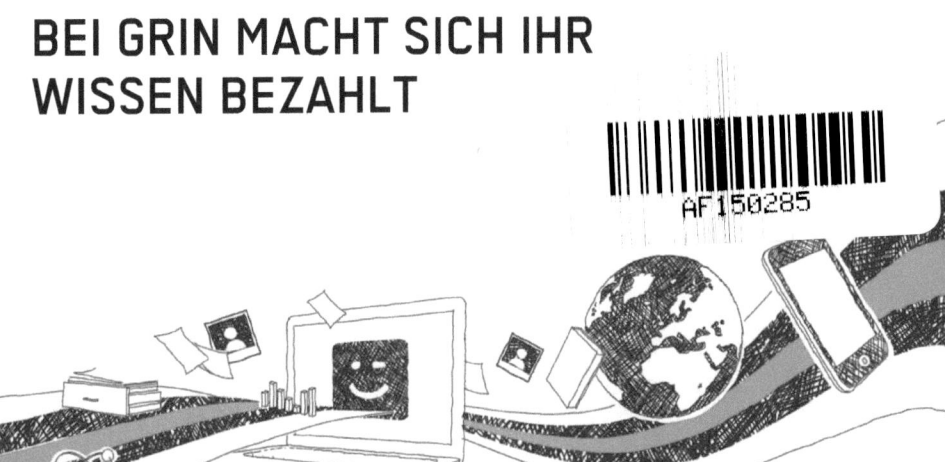

- Wir veröffentlichen Ihre Hausarbeit,
  Bachelor- und Masterarbeit

- Ihr eigenes eBook und Buch -
  weltweit in allen wichtigen Shops

- Verdienen Sie an jedem Verkauf

Jetzt bei www.GRIN.com hochladen
und kostenlos publizieren

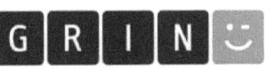

Bibliografische Information der Deutschen Nationalbibliothek:

Die Deutsche Bibliothek verzeichnet diese Publikation in der Deutschen National-
bibliografie; detaillierte bibliografische Daten sind im Internet über http://dnb.d-
nb.de/ abrufbar.

Dieses Werk sowie alle darin enthaltenen einzelnen Beiträge und Abbildungen
sind urheberrechtlich geschützt. Jede Verwertung, die nicht ausdrücklich vom
Urheberrechtsschutz zugelassen ist, bedarf der vorherigen Zustimmung des Verla-
ges. Das gilt insbesondere für Vervielfältigungen, Bearbeitungen, Übersetzungen,
Mikroverfilmungen, Auswertungen durch Datenbanken und für die Einspeicherung
und Verarbeitung in elektronische Systeme. Alle Rechte, auch die des auszugsweisen
Nachdrucks, der fotomechanischen Wiedergabe (einschließlich Mikrokopie) sowie
der Auswertung durch Datenbanken oder ähnliche Einrichtungen, vorbehalten.

Impressum:

Copyright © 2015 GRIN Verlag, Open Publishing GmbH
Druck und Bindung: Books on Demand GmbH, Norderstedt Germany
ISBN: 978-3-668-20093-7

Dieses Buch bei GRIN:

http://www.grin.com/de/e-book/320892/boreout-im-unternehmen-entstehungsbe-
dingungen-ursachen-moeglichkeiten

Gerlinde Tennhoff

Boreout im Unternehmen. Entstehungsbedingungen, Ursachen, Möglichkeiten der Prävention

GRIN Verlag

Boreout im Unternehmen
Entstehungsbedingungen, Ursachen,
Möglichkeiten der Prävention

Abstract

Mit ihrem Buch „Diagnose Boreout – Warum Unterforderung im Job krank macht" führten die Unternehmensberater Rothlin und Werder 2007 den Begriff Boreout ein. Die vorliegende Arbeit überprüft, ob Unternehmen dem Boreout vorbeugen können und welche Präventionsmaßnahmen in Frage kommen. Boreout wird als das Gegenteil von Burnout angesehen und beschreibt das „Ausgelangweilt-Sein" am Arbeitsplatz. Hervorgerufen wird es durch eine qualitative und quantitative Unterforderung. Boreout ist keine Krankheit, wird aber als psychische Belastung definiert. Aufgrund des demographischen Wandels und des Anstiegs der Arbeitsunfähigkeitstage wegen psychischer Erkrankungen hat Boreout eine hohe Relevanz für die Unternehmen.

Anhand einer Literaturrecherche kommt diese Arbeit zu dem Ergebnis, dass Unternehmen bereits im Vorfeld Boreout verhindern können. Zum Beispiel durch eine transparente Stellenausschreibung und durch Zielvereinbarungen. Eine wichtige Determinante ist die Führung und die Führungskultur eines Unternehmens. Die psychische Gesundheit und das Wohlbefinden steigen, wenn Unternehmen ihre Mitarbeiter wertschätzen. Präventive Maßnahmen haben positive Effekte. Sowohl auf die Beschäftigten, als auch auf die Kosten. Allerdings ist die Evidenzlage heterogen und es gibt keine einheitliche Boreout-Definition. Diese wäre notwendig, um nähere Erkenntnisse zu dem komplexen Phänomen Boreout zu gewinnen.

Inhaltsverzeichnis

1 Einleitung

Jeder fünfte deutsche Erwerbstätige fühlt sich laut einer Umfrage der Deutschen Universität für Weiterbildung (2012, S. 3) bei seiner Arbeit fehl am Platz: Jeweils elf Prozent sind unter- oder überfordert. Qualitative Überforderung am Arbeitsplatz ist als Burnout bekannt (Tröster, 2013, S. 27). Für einen Arbeitnehmer, der sich bei der Arbeit aufgrund von Unterforderung langweilt, führten die Unternehmensberater Rothlin und Werder 2007 den Begriff Boreout ein. Es ist eine Zusammensetzung der englischen Wörter „bore" und „out". Dies ergibt so etwas wie ein „Ausgelangweilt-Sein". Es ist ein komplexes Phänomen, das aus den Elementen Unterforderung, Desinteresse sowie Langeweile besteht und vorwiegend im Dienstleistungssektor auftritt (Rothlin & Werder, 2007, S. 13).

Der Boreout-Betroffene kommuniziert nicht Unterforderung, sondern Stress (Prammer, 2013, S. 40). Er kommt früh ins Büro und nimmt spät abends seinen Aktenkoffer mit, um geschäftig zu wirken (Rothlin & Werder, 2007, S. 31-32). Dabei haben Betroffene die Bereitschaft mehr zu leisten, als gefordert wird - unter der Voraussetzung, dass die Arbeit individuell ansprechend und sinnvoll ist (Prammer, 2013, S. 130). Doch sind sie fachlich und mengenmäßig unterfordert (Rothlin & Werder, 2007, S. 17-20). Die Gesundheit leidet, wenn Arbeitnehmer kaum Gelegenheit haben, ihre Fähigkeiten anzuwenden und sie nur wenige Entscheidungsfreiräume besitzen (Weltgesundheitsorganisation, 2013b, S. 90). Zu den Symptomen von Boreout zählen Erschöpfung, Ineffektivität, Kopfschmerzen, Magenbeschwerden und Despressionen (Haaramach & Prazak, 2014, S. 46-47). Damit ähneln sie denen des Burnouts (Nitzsche, Driller, Kowalski & Pfaff, 2010, S. 389).

Angesichts der demographischen Entwicklung und dem daraus resultierenden Fachkräftemangel sind Unternehmen auf gesunde und motivierte Beschäftigte angewiesen. Die Mitarbeiter sind eine wichtige Ressource, um der Globalisierung, dem wirtschaftlichen Druck und der Innovationsfähigkeit zu begegnen. Wie kann vor diesem Hintergrund eine Unterforderung im Sinne von Boreout am Arbeitsplatz entstehen? Was passiert, wenn ein Mitarbeiter sich unterfordert fühlt? Um diese Fragen zu beantworten, wird in Kapitel 2 „Boreout" definiert sowie dessen Entstehungsbedingungen und Ursachen benannt. Außerdem werden strategische Verhaltensweisen aufgezeigt, die der Betroffene anwendet, um zu vertuschen, dass er bei der Arbeit nichts zu tun hat.

Für die Beantwortung der zentralen Fragestellung „Kann dem Boreout vorgebeugt werden?" wird anhand der in Kapitel 2 gewonnenen Erkenntnisse und empirischer Studien abgeleitet, was Unternehmen tun können. Vorgestellt werden als Maßnahmen die Unternehmenskultur, die Gefährdungsbeurteilung bei psychischen Belastungen und die Work-Life-Balance. Abschließend wird der Stand der Studien zum Boreout und zu präventiven Maßnahmen diskutiert. Es wird dargelegt, wo Forschungsdefizite und -bedarfe bestehen.

Aufgrund des Umfangs dieser Arbeit finden nicht alle altersspezifischen Merkmale bei Boreout Berücksichtigung und auf genderspezifische Aspekte wird deshalb verzichtet.

Im Sinne der Lesbarkeit wird die männliche Form verwendet, damit sind sowohl Frauen als auch Männer gemeint.

2 Boreout-Syndrom

Das Boreout-Syndrom wurde erstmalig 2007 von Rothlin und Werder beschrieben. Es bezeichnet den Zustand, aufgrund ungenügender Auslastung im Berufsleben unterfordert zu sein. Boreout ist ein komplexes Phänomen, das aus den Elementen Unterforderung, Desinteresse und Langeweile besteht. Um dies zu vertuschen entwickelt der Betroffene Verhaltensstrategien (Rothlin & Werder, 2007, S. 13-29). In den Medien wird über dieses Phänomen überwiegend positiv berichtet. Dagegen hält es in der Wissenschaft bislang kaum Einzug. Nach Schätzungen von Rothlin und Werder (2009, S. 157) sind 15 Prozent der Arbeitnehmer im Dienstleistungsbereich betroffen. Die Betroffenen sind sehr leistungsfähige Menschen, die Erfolgserlebnisse haben wollen (Prammer, 2013, S. 130). Boreout ist keine Krankheit, dennoch leiden die Betroffenen unter den Symptomen. Als Ursache wird in diesem Kapitel unter anderem das Führungsverhalten diskutiert.

2.1 Boreout – Definition

Boreout, ein Kunstwort, ist eine Zusammensetzung der englischen Wörter „bore" und „out". Dies ergibt so etwas wie ein „Ausgelangweilt-Sein". Damit lehnen sich Rothlin und Werder (2007, S. 13) an den relativ bekannten englischen Begriff „Burnout", dem „Ausgebrannt-Sein" an und sehen es als das Gegenteil von Burnout. Nach der Definition von Rothlin und Werder (2007, S. 13-14) besteht Boreout aus den Elementen Unterforderung, Desinteresse und Langeweile am Arbeitsplatz. Neben seinem eigenen Charakter stehen die Elemente in Wechselbeziehung zueinander: Wer bei der Arbeit unterfordert ist, beginnt sich zu langweilen. Daraus kann Desinteresse resultieren. Entscheidend ist die Verknüpfung mit langfristig angelegten Verhaltensstrategien (siehe Kapitel 2.5). Diese wendet der Arbeitnehmer an, um bei der Arbeit ausgelastet zu wirken. Hält er diesen Zustand aktiv, „dann leidet er eindeutig an Boreout" (Rothlin & Werder, 2007, S. 13). Boreout kündigt sich nicht von heute auf morgen an. Es ist ein schleichender Prozess. Die Elemente Unterforderung, Desinteresse und Langeweile müssen regelmäßig und über einen längeren Zeitraum am Arbeitsplatz ihre Wirkung entfalten. Wenn die Elemente nur in geringer Ausprägung vorkommen, können sie positive Aspekte wie Kreativität oder das Pflegen von sozialen Kontakten im Unternehmen nach sich ziehen (Rothlin & Werder, 2007, S. 26). „Es gibt ihn, den Boreout. Das wissen wir, weil wir die Betroffenen ernst nehmen" (Rothlin & Werder, 2009, S. 157). Die Autoren haben ihre Theorie nicht empirisch geprüft. Sie untermauern diese mit Studien und Umfragen zur Unterforderung und Stress am Arbeitsplatz sowie der Unternehmensbindung (Rothlin & Werder, 2007, S. 7-9).

Zu einem Boreout kommt es nach Prammer (2013, S. 9), wenn auf den arbeitswilligen Arbeitnehmer widersprüchliche Anforderungen der Leistungserfüllung aufeinandertreffen: Bei gleichzeitig fehlenden Möglichkeiten die Arbeitszeit zu verkürzen, werden Leerläufe produziert und identifiziert. Mittels Pseudo-Tätigkeiten versucht der Betroffene, den Eindruck zu erwecken, dass er beschäftigt und motiviert ist. Letztendlich werden einfache Tätigkeiten nicht mehr befriedigend gelöst und der Mitarbeiter erhält noch weniger anspruchsvolle Aufgaben. Diese Stress-Spirale führt zu mehr Langeweile und tiefer in die Boreout-Krise (Schnetzer, 2014, S. 232).

Einige Wissenschaftler sehen die Theorie von Rothlin und Werder als fragwürdig an. So bezeichnet Stadler (2007) Boreout als ein Hoax, eine Falschmeldung. Für ihn sind die Leute einfach faul. Für Dormann bedeutet Burnout nicht mehr können und Boreout nicht mehr wollen (Maisch, 2007). Nichts Neues ist Boreout für Trimpop. Es geht „um die gut erforschte Tatsache, dass beispielsweise Angestellte in Verwaltungen sehr schlecht motiviert sind" (Maisch, 2007). Diese kritischen Stimmen wurden kurz nach Herausgabe des ersten Buches von Rothlin und Werder „Diagnose Boreout" in Zeitungen und Zeitschriften veröffentlicht, ohne näher auf eine Begründung eingegangen zu sein. Wissenschaftliche Literatur gibt es bislang kaum, die sich mit Boreout befasst. Arbeiten von Kipfer (2009, S. 11-14), Paulsen (2014, S. 60), Prammer (2013, S. 13), Rathmann (2010, S. 15-17) sowie Schauf und Cinar (2011, S. 25-27) verwenden die Definition von Rothlin und Werder (2007). Stock (2015a, S. 575) definiert Boreout "as a negative psychological state of low arousal that is manifested in three forms: a crisis of meaning at work, job boredom, and crisis of growth". Diese Faktoren führen laut Stock zu einem negativen Selbstbild der Mitarbeiter und einem niedrigen Aktivierungsgrad im Job.

Eine grundlegende Erkenntnis der Bachelorarbeit von Looks (2012, S. 51) ist es, dass Boreout vollständig mit dem wissenschaftlich belegten Konzept der qualitativen Unterforderung erklärt werden kann. Auch Beye (2008, S. 20-21) kommt in seiner Projektarbeit zu dem Ergebnis, dass Rothlin und Werder kein neues Syndrom entdeckt haben, sondern einen neuen Namen für eine bekannte Problematik vergeben haben. Weil Boreout wissenschaftlich nicht bestätigt ist, will Richter von der Bundesanstalt für Arbeitsschutz und Arbeitsmedizin (BAuA) diesen Begriff vermeiden. „Besser sei es, von psychischer Unterforderung zu sprechen" (Richter, 2008; zitiert nach Kipfer, 2009, S. 23). Diese wird von der BAuA (2015c) wie folgt definiert: „Psychische Unterforderung wird quantitativ verursacht, wenn zeitlich gleichförmige Tätigkeiten ausgeführt werden müssen und qualitativ, wenn die Leistungsvoraussetzungen größer sind als die Anforderungen". Sie enthält die Elemente Unterforderung und im weiteren Sinne Langeweile (Monotonie) der Boreout-Definition von Rothlin und Werder. Ab und zu einen Durchhänger zu haben, macht keinen Boreout aus. „Nicht alle Menschen sind in der gleichen Situation unterfordert, desinteressiert oder ausgelangweilt. Nicht alle finden Sinnerfüllung in der gleichen Tätigkeit" (Rothlin & Werder, 2007, S. 126). Boreout ist somit ein individuell bedingtes Phänomen.

2.2 Charakterisierung der Boreout-Betroffenen

Für Rothlin und Werder (2007, S. 13, S. 78) ist der Betroffene ein ausgelangweilter Angestellter, der vorwiegend am Schreibtisch und in Projekten arbeitet. Charakteristisch ist, dass mal viel Arbeit anfällt und manchmal sehr wenig zu tun ist. Nach Schätzungen der Autoren (2009, S. 157) sind 15 Prozent der Arbeitnehmer im Dienstleistungsbereich betroffen. In der Landwirtschaft und in der Industrie kann es nach Auffassung von Rothlin und Werder (2007, S. 82-83) nicht zum Boreout kommen. Als Begründung nennen sie, dass die Arbeit gemacht und messbare Resultate vorgezeigt werden müssen. So müssen Tiere versorgt und Maschinen bedient werden.

Prammer (2013, S. 129-132) hat anhand einer Interviewanalyse eine Charakterisierung der Boreout-Betroffenen vorgenommen: Es sind kritikfähige Menschen, die andere begeistern und motivieren wollen. Sie sind sehr leistungsfähig und wollen Erfolgserlebnisse haben. Bei Unbekanntem preschen sie vor und Ihren Ehrgeiz leben sie dadurch aus, Arbeitsschritte zu rationalisieren. Sie haben Pionierjobs und eine Bereitschaft mehr zu leisten, als gefordert wird - unter der Voraussetzung, dass die Arbeit individuell ansprechend und sinnvoll ist. Betroffene wollen sich nicht verbiegen und arbeiten rasch. Sie mögen flache Hierarchien, eine leicht verständliche Sprache und wenig Bürokratie. Arbeitslosigkeit und die erfolglose Arbeitssuche ist ihnen bekannt. Deshalb bewerten sie diesen Zustand als sehr negativ und tendieren dazu, im Unternehmen zu bleiben, auch wenn die Arbeitssituation untragbar ist.

2.3 Enstehungsbedingungen des Boreouts

Als Voraussetzung für die Entwicklung von Boreout, sehen Rothlin und Werder (2007, S. 83-85) die Industrialisierung Anfang des 19. Jahrhunderts. Die Arbeit wurde zur Erwerbsarbeit, weil man nicht mehr nur für sich und seine Familie arbeitete. Der Arbeitnehmer muss sich bewusst für eine Tätigkeit im Unternehmen entscheiden. Somit wird Distanz zum Produkt geschaffen und Desinteresse kann entstehen. Bei Desinteresse mangelt es an Identifikation mit dem Unternehmen. Verbunden damit ist das Gefühl der Gleichgültigkeit gegenüber der Arbeit und dem Arbeitgeber. Wenn ein Arbeitnehmer das Gefühl hat, bei der Arbeit mehr leisten zu können, ist er unterfordert. Langeweile entsteht, wenn man nicht weiß, was man tun kann, weil es keine Beschäftigung gibt. Es entsteht das Gefühl von leerer Zeit und Leerheit und man ist ohne Leidenschaft (Rothlin & Werder, 2007, S. 17-22).

2.3.1 Unterforderung

Jeder elfte deutsche Erwerbstätige bezeichnet sich laut einer Umfrage der Deutschen Universität für Weiterbildung (2012, S. 3) als unterfordert. In einer Erwerbstätigenbefragung, die in den Stressreport 2012 mündete, berichteten mehr als ein Achtel der 17562 Befragten fachlich unterfordert zu sein (Lohmann-Haislah, 2012, S. 91). Bei der fachlichen (qualitativen) Unterforderung ist die Aufgabe zu einfach und zu anspruchslos oder der Arbeitnehmer erhält keine Verantwortung etwas zu gestalten oder zu ändern. Aufgrund seines Wissen und seiner Fähigkeiten könnte der unterforderte Mitarbeiter mehr leisten, aber das Unternehmen bietet dazu keine Möglichkeit. Somit fühlt er sich unzufrieden und nutzlos, wird unterschätzt und erhält keine Bestätigung. Die Arbeit stiftet keinen Sinn mehr und eine vormals positive Grundeinstellung wird durch „es bringt ja nichts" ersetzt. Nicht jede einfache Aufgabe führt zur Unterforderung. Personen, „die kein Bedürfnis nach Sinnstiftung haben, können gut mit der Unterforderung umgehen" (Rothlin & Werder, 2007, S. 17-20).

Neben der fachlichen Unterforderung gibt es die mengenmäßige (quantitative) Unterforderung. Sie besteht, wenn ein Mitarbeiter zu wenig zu tun hat. Die qualitative und die quantitative Unterforderung nimmt mit dem Alter ab. Führungskräfte sind seltener betroffen, als andere abhängig Beschäftigte. So berichten Teilzeitbeschäftigte und Mitarbeiter ohne Personalverantwortung eher von Unterforderung. Eine dauernde Unterforderung kann zu einer Stressreaktion führen (Lohmann-Haislah, 2012, S. 13, S. 85-87, S. 164). Kipfer (2009, S. 78) ist zu dem Ergebnis gelangt, dass Boreout für die qualitativ-quantitativ Unterforderten existiert. Bei den nicht qualitativ-quantitativ Unterforderten kommt es nicht vor.

Basierend auf das Boreout-Konzept von Rothlin und Werder haben Lehmann, Burkert, Daig, Glaesmer & Brähler (2011, S. 657-662) einen Fragebogen entwickelt, um Aspekte der subjektiven Beurteilung der Unterforderung bei der Arbeit zu untersuchen. Die Studie mit 2512 Teilnehmern zwischen 14 und 59 Jahren ergab, dass Unterforderung bei der Arbeit einen negativen Einfluss auf die psychische Gesundheit und das Wohlbefinden haben kann. Da Rothlin und Werder Boreout als ein Phänomen des Dienstleistungssektors beschreiben, hat Rathmann (2010, S. 18-19) überprüft, ob sich Boreout bei Mitarbeitern einer Stadtverwaltung empirisch nachweisen lässt. Die Auswertung von 1442 Fragebögen ergab, dass sich die Befragten mehrheitlich im Kontinuum zwischen Unter- und Überforderung befinden. Davon fühlen sich zehn Prozent nicht ausgelastet. Bei drei Prozent ist die Unterforderung besonders stark ausgeprägt. Etwa ein Fünftel ist nicht genügend gefordert (Rathmann, 2010, S. 26-29). Besonders junge Arbeitnehmer bis 35 Jahre lassen sich im Hinblick auf die Arbeitsinhalte und Auszubildende in Bezug auf die Arbeitsmenge als Risikogruppe für die Entwicklung eines Boreouts identifizieren (Rathmann, 2010, S. 49).

2.3.2 Desinteresse

Bei Desinteresse besteht Gleichgültigkeit gegenüber der Arbeit. Hinzu kommt ein Mangel an Identifikation mit dem Unternehmen oder mit der Branche. Auch Desinteresse wird von der Frage nach der Sinnhaftigkeit der Arbeit begleitet. Oft übertragen Chefs Aufgaben, ohne zu erklären, weshalb sie erledigt werden müssen. Somit ist für den Mitarbeiter der Zusammenhang und die Sinnhaftigkeit der Arbeit nicht zu erkennen. Für ihn sind die Tätigkeiten irrelevant und es kostet Überwindung, eine aus seiner Sicht sinnlose Arbeit zu erfüllen. Er versteht nicht, wie Kollegen diese Aufgaben faszinierend finden können. Rothlin und Werder (2007, S. 20, S. 46, S. 113) sind der Ansicht, dass dies langfristig dazu führt, dass der Arbeitnehmer das Interesse an seiner Tätigkeit verliert. Denn die Betroffenen wollen sich entwickeln und ihre Fähigkeiten unter Beweis stellen. Also eine herausfordernde Arbeit, die Sinn stiftet. In einer nicht repräsentativen Umfrage zum Thema „Unterforderung und Leistungsbereitschaft am Arbeitsplatz" gaben 7,12 Prozent der 295 befragten Arbeitnehmer an, dass sie kein großes Interesse an ihrer Arbeit haben, weil sie sich nicht mit den Aufgaben identifizieren. Bei 17,6 Prozent war dieser Aspekt teilweise zutreffend (Beye, 2008, S. 40).

2.3.3 Langeweile

Der Duden (2015) beschreibt Langeweile als ein unangenehm, lästig empfundenes Gefühl des Nicht-ausgefüllt-Seins und der Eintönigkeit. Der englische Begriff für Langeweile „Boredom" wurde 1924 von Wyatt geprägt. Es beschreibt einen Monotoniezustand: Der Mitarbeiter ist unterfordert, weil die Arbeit keine Befriedigung der individuellen Bedürf-

nisse bietet. Für Prammer (2013, S. 13) gibt es weder im englisch-, noch im deutschspra-
chigen Raum einen Begriff, der das umfasst, was Rothlin und Werder (2007, S. 22-23)
damit meinen. Sie definieren es als einen Zeitabschnitt, der lange dauert mit einem Gefühl
der Leere. Die Langeweile wird bei der Arbeit durch die quantitative Unterforderung hervorgerufen. Wenn zu wenig Arbeit vorhanden ist, vergeht die Zeit nicht und Langeweile
entsteht. Diese Art der Langeweile ruft eine Rastlosigkeit hervor, weil der Mitarbeiter sich
die Frage stellt „Was soll ich nur tun?". Der Arbeitnehmer rutscht auf dem Stuhl herum,
beobachtet Kollegen und sucht verzweifelt nach einer Tätigkeit. Ohne Beschäftigung
entsteht keine Leidenschaft, sondern Lustlosigkeit. Der Arbeitnehmer verspürt keinen
Ansporn, etwas zu tun.

In einer Studie, die in den USA bei über einer Millionen Beschäftigten durchgeführt wurde, gaben 14 Prozent an, sich bei der Arbeit zu langweilen. Sie finden ihre Arbeit zu wenig
anspruchsvoll, sind weniger stolz auf ihren Arbeitgeber, weniger innovativ und fühlen sich
im Vergleich zu anderen Arbeitnehmern weniger geschätzt. Die Studie kommt zu dem
Ergebnis, dass gelangweilte Mitarbeiter negative Auswirkungen auf das Unternehmen, die
Moral und die Produktivität haben (Sirota, 2008, S. 1-3).

2.4 Ursachen des Boreouts

Rothlin und Werder (2007, S. 50-53) nennen als Ursachen von Boreout die falsche Be-
rufswahl, die falsche Studienwahl, der Arbeitsplatz als falscher Ort und das falsche Team.
Auf diesen einseitigen Fokus auf den Arbeitnehmer wird nicht näher eingegangen, denn er
steht im Widerspruch zu der Aussage von Rothlin und Werder (2007, S. 17, S. 113), dass
Mitarbeiter faul gemacht werden, weil sie von ihren Führungskräften eintönige oder lang-
weilige Arbeiten übertragen bekommen.

Zielvereinbarungen können zu einem möglichen Boreout führen. Nämlich dann, wenn die
Ziele zu niedrig angesetzt werden und somit zu einer Unterforderung des Mitarbeiters führen (Schauf & Cinar, 2011, S. 147). Durch eine transparente Kommunikation lässt sich ein
Boreout bereits beim Stelleninserat verhindern (Schnetzer, 2014, S. 232). Bei Bewerbern
werden durch inhaltlich übertriebene Stellenausschreibungen hohe Erwartungen geschürt.
Die Folge ist, dass Aufgaben, Kompetenzen und Verantwortung in der Praxis nicht über-
einstimmen. Der Mitarbeiter ist überqualifiziert, weil er sich auf eine Stelle beworben hat,
die nicht gemäß den Anforderungen ausgeschrieben wurde (Prammer, 2013, S. 143).

Ein weiterer Aspekt ist das Produzieren von stereotypischen Bildern, obwohl andere Fakten vorhanden sind. Prammer hat in ihrer sozialwissenschaftlichen Analyse zum Boreout den Schwerpunkt auf biografische Interviews gelegt. Eine Interviewpartnerin, die viele administrative Tätigkeiten übernehmen musste, obwohl diese nicht in ihrem Jobprofil enthalten sind, berichtet: „Wenn du in einem Büro arbeitest, bist du automatisch Sekretärin, egal was du machst. Hey, ich bin die einzige Ingenieurin in diesem Büro" (Prammer, 2013, S. 107). Obwohl diese Mitarbeiterin über die formale Ausbildung verfügt und die praktischen Leistungen erbringt, wird ihre Qualifikation aufgrund von stereotypen Bildern nicht erkannt. Die Nichtausnutzung von Fähigkeiten und Fertigkeiten kann zur Perspektivlosigkeit am Arbeitsplatz und zur gesundheitlichen Belastung führen. Scherenberg (2014, S. 16) sieht hierin einen doppelten volkswirtschaftlichen Schaden.

Eine weitere Ursache ist die Standardisierung von Arbeitsprozessen. Zuvor abwechslungsreiche Tätigkeiten enthalten deutlich mehr Routineanteile. Die Spielräume für Kreativität und Entscheidungsautonomie der Mitarbeiter werden eingeschränkt. Dadurch tritt nach Stock-Homburg (2013, S. 615) das ökonomisch hochgradig relevante Phänomen Boreout auf. Hinzu kommt, dass durch die zunehmende virtuelle Abwicklung von Personalmanagement-Aktivitäten die Gefahr besteht, dass Mitarbeiter nicht hinreichend individuell gefordert werden und deshalb an Unterforderung leiden. Dies kann auch älteren Mitarbeitern so ergehen, wenn sie aufgrund der hohen Dynamik aufs Abstellgleis geschoben werden (Stock-Homburg, 2013, S. 615). Eine Studie von 142 Servicekräften zeigt, dass diese unter Sinnkrisen und Langeweile bei der Arbeit leiden, wenn Dienstleistungen standardisiert werden (Stock, 2015a, S. 585).

Prammer (2013, S. 17) sieht die Art wie ein Unternehmen geführt wird, als wichtige Determinante für die Entstehung von Boreout an. Ein Faktor dabei ist die Fähigkeit des Vorgesetzten zur Delegation, damit die Mitarbeiter genügend Aufgaben haben. Wegen eines Vorgesetzten haben 24 Prozent der zufällig ausgewählten 2034 befragten Arbeitnehmer ab 18 Jahren schon einmal die Arbeitsstelle gekündigt, um das eigene Wohlbefinden zu verbessern. Zu diesem Ergebnis kommt die repräsentative Studie „Engagement Index Deutschland 2014". „Gute Führung steigert die Wettbewerbsfähigkeit von Unternehmen – schlechte Führung hingegen ist ein kritischer Kostenfaktor" (Gallup, 2015). Oder positiv ausgedrückt: Gute Führung kann das Sozialkapital und damit das Betriebsergebnis eines Unternehmens verbessern. „Das Betriebsergebnis wirkt wiederum zurück auf das Befinden und die Gesundheit" (Badura, Greiner, Rixgens, Ueberle & Behr, 2013, S. 35). Empirische Befunde aus betrieblichen Mitarbeiterbefragungen lassen den Zusammenhang zwischen der Gesundheit und dem Führungsverhalten von Vorgesetzten erkennen. „Je besser Führungskompetenz und Vorgesetztenverhalten bewertet werden, desto höher ist die Arbeitszufriedenheit und umso geringer sind die gesundheitlichen Beschwerden" (Zok, 2011, S. 27). Felfe, Ducki und Franke (2014, S. 139-148) bestätigen, dass viele Studien die Bedeutung von Führungskräften für die Zufriedenheit, Leistung und Gesundheit der Mitarbeiter zeigen. Gute Führungskräfte tragen nach Badura et. al. (2013, S. 126) dazu bei, die Arbeitsbedingungen ihrer Mitarbeiter zu gestalten und Arbeitsteams zu stabilisieren. Gut funktionierende Arbeitsgruppen wiederum fördern die Gesundheit der Beschäftigten. Positiv wirken sich ein hoher Handlungsspielraum, Partizipationsmöglichkeiten und eine sinnhafte Aufgabe aus. Sie tragen dazu bei, die Qualität der Arbeit zu verbessern. Hollmann und Hanebuth (2011, S. 87) sind zu dem Resultat gekommen, dass gute Führung nicht gesund macht, aber Krankheit verhindern kann.

2.5 Verhaltensstrategien des Arbeitnehmers bei der Arbeit

Ein Arbeitnehmer, der sich am Schreibtisch langweilt, passt nach der öffentlichen Meinung nicht in unsere Leistungsgesellschaft. Deshalb entwickeln Betroffene strategische Verhaltensweisen. Hierzu zählen die Dokumenten-Strategie und die Pseudo-Commitment-Strategie. Rothlin und Werder (2007, S. 29-34) beschreiben diese als einfach und wirksam. Im ersten Fall erweckt der Arbeitnehmer den Eindruck, dass er ausgelastet ist, indem er im Internet surft. Zeitgleich liegt eine Präsentation oder ein Projektpapier auf dem Schreibtisch, um beschäftigt zu wirken. Im zweiten Fall kommt der Beschäftigte früh und geht spät und täuscht damit vor, viel zu tun zu haben. Bei der Komprimierungsstrategie wird eine Aufgabe so schnell wie möglich erledigt, um die Abgabefrist zu unterschreiten. Dies wird dem Vorgesetzten nicht mitgeteilt, um Zeit für private Angelegenheiten zu haben. Sollte die Abgabefrist vorverlegt werden, kann die fertige Arbeit schnell präsentiert werden. Somit stellt sich der Mitarbeiter als effizient dar und erfüllt sein Ziel, nicht entdeckt zu werden. Um bei der Arbeit von Vorgesetzten und Kollegen als effizient wahrgenommen zu werden, eignet sich die Flachwalzstrategie. Sie basiert auf der Absicht, die Aufgaben auf einen viel längeren Zeitraum zu verteilen, als erforderlich wäre. Die Mitnahme eines Aktenkoffers hilft dabei zu kommunizieren, dass liegen gebliebene Arbeit zu Hause erledigt wird. Somit wird Interesse und eine enge Verbundenheit mit dem Unternehmen demonstriert. Prammer (2013, S. 139) nennt als Grund für diese Verhaltensstrategien die Unruhe, die Boreout auslöst. Um die Zeit zu nutzen, fühlen sich Betroffene innerlich gezwungen etwas zu tun. Folge ist eine ist erzwungene Ineffizienz. Bei der „I don´t give a shit"-Strategie geht es darum, auf diese Boreout-Strategien zu verzichten. Es wird nicht verheimlicht, dass nichts tun ist. Rothlin und Werder (2009, S. 22-23) sehen in diesem Beispiel das Versagen des Vorgesetzten, weil dieser nicht reagiert und somit seine Führungsfunktion nicht wahrnimmt.

2.6 Symptome des Boreouts

Boreout ist keine Krankheit, dennoch leiden die Betroffenen unter den Symptomen. Prammer (2013, S. 21) berichtet, dass Boreout-Betroffene die Anzeichen anhand verschiedener Gefühlsausprägungen beschreiben. Zentral ist eine Abwertung der eigenen Person und der Fähigkeiten. Das geht hin bis zu dem Gefühl der Verdummung. Weitere Symptome sind Antriebslosigkeit, Erschöpfung, mangelndes Engagement, Ineffektivität, Kopfschmerzen, Magenbeschwerden und Depressionen (Haaramach & Prazak, 2014, S. 46-47). Cürten (2013, S. 475) erwähnt Symptome wie Rückenschmerzen, Schlafstörungen, Tinnitus, Unruhe, Unzufriedenheit und Verlust der Lebensfreude. Rothlin und Werder (2007, S. 64-65) schildern, dass Boreout-Betroffene bereits nach dem Aufstehen ein mulmiges Gefühl in der Magengegend haben. Ein Gefühl des Unwohlseins, aufgrund der Aussicht, den Tag bei der Arbeit zu verbringen. Die Angst entlarvt zu werden, wenig zu tun zu haben, verursacht Stress, der zu psychischen und physischen Problemen führen kann. Nach Feierabend stellen sich Müdigkeit und Mattigkeit ein. Der Betroffene ist gereizt und mürrisch und reagiert empfindlich auf Kleinigkeiten. Hinzu kommt Lustlosigkeit etwas zu unternehmen.

Diese Symptome ähneln dem des Burnouts. Burnout-Betroffene leiden „unter emotionaler Leere, Erschöpfung und empfundener Ineffektivität bei der Ausübung ihres Berufes" (Nitzsche, Driller, Kowalski & Pfaff, 2010, S. 389). Kopfschmerzen, Magenschmerzen und Depressionen gehören zu den physischen Auswirkungen (Nitzsche et. al., 2010, S. 393). Jedoch ist Burnout „weder als eigenständiges Krankheitsbild anerkannt noch einheitlich definiert" (Prütz, Seeling, Ryl, Scheidt-Nave, Ziese & Lampert, 2014, S. 122). In der internationalen statistischen Klassifikation der Krankheiten und verwandter Gesundheitsprobleme (ICD), ist Burnout unter der Diagnosegruppe Z73 „Probleme mit Bezug auf Schwierigkeiten bei der Lebensbewältigung" eingeordnet. Von daher kann Burnout von den Ärzten nicht als eigenständige Arbeitsunfähigkeit kodiert werden (Meyer, Moddle & Glushanok, 2014, S. 368). Scherenberg (2014, S. 17) fordert, dass die Definition von Burnout das Boreout-Phänomen berücksichtigen sollte. Nicht nur die psychische Belastung durch Überforderung ist nach ihrer Ansicht für die Arbeitswelt relevant, sondern auch die qualitative und quantitative Unterforderung, hervorgerufen durch monotone Arbeit.

3 Prävention von Boreout – Was können Unternehmen tun?

Rothlin und Werder (2007, S. 99-103) sind der Ansicht, dass jeder selbstverantwortlich ist, dass Boreout-Problem zu lösen. Der Betroffene kann mit hiermit auf verschiedene Weisen umgehen (Coping): das Problem ansprechen, im Unternehmen bleiben und sich innerlich zurückziehen oder kündigen (Prammer, 2013, S. 39). Allerdings können Betroffene, die häufig mit spezialisiertem Wissen in einem kleinen Markt operieren, sich nicht flexibel am Arbeitsmarkt bewegen (Prammer, 2013, S. 132). Eine Versetzung in eine andere Abteilung oder Reduzierung der Arbeitsstunden lässt sich nicht immer realisieren. Das Leistungsvermögen weiter zu steigern lässt sich nicht umsetzen, weil der Betroffene keine oder nur negative Rückmeldung über die Effektivität seiner Arbeit erhält (Tröster, 2013, S. 28). Die Möglichkeiten für den Arbeitnehmer etwas zu ändern sind somit begrenzt, deshalb wird in diesem Kapitel der Fokus auf das Unternehmen gerichtet.

Badura und Walter (2014, S. 159) sehen zu allererst die Verantwortung beim Unternehmen, „in die Gesundheit ihrer Mitarbeiter zu investieren". Becke (2014, S. 129) ist der Ansicht, dass Unternehmenskulturen „eine Schlüsselbedeutung für Prävention" zukommen. Prävention wird als Oberbegriff für alle Interventionen verstanden, „die zur Vermeidung oder Verringerung des Auftretens, der Ausbreitung und der negativen Auswirkungen von Krankheiten oder Gesundheitsstörungen beitragen" (Franzkowiak, 2015).

Riechert (2011, S. 172-184) hat mithilfe von Untersuchungsergebnissen dreier Studien drei Ansätze für die Prävention und präventive Maßnahmen für psychische Fehlbelastungen und das Entstehen psychischer Störungen abgeleitet: Die Entwicklung einer Unternehmenskultur zur Förderung von Gesundheit und Wohlbefinden der Mitarbeiter. Eine Führungskultur, die sich an den Mitarbeitern orientiert sowie die Gefährdungsbeurteilung von psychischen Belastungsfaktoren am Arbeitsplatz. Da Boreout als psychische Belastung definiert wird (Stock, 2015b, S. 145), werden diese Faktoren näher betrachtet. Außerdem wird Work-Life-Balance als Präventionsmaßnahme vorgestellt, weil laut Prammer (2013, S. 131) den Boreout-Betroffenen die Vereinbarung von Beruf und Familie wichtig ist.

3.1 Unternehmens- und Führungskultur

Rothlin und Werder (2009, S. 31-32) verstehen unter Unternehmenskultur „das Zusammenspiel von Ansichten, Werten und Normen, die sich über die Zeit im Unternehmen entwickelt haben". Es geht darum, zu definieren, wie Ziele erreicht werden sollen. Die Kultur bestimmt, wie miteinander umgegangen wird und wie sich Arbeitnehmer fühlen. Daraus resultiert, wie sich Mitarbeiter mit dem Unternehmen identifizieren. Die Unternehmenskultur hat Auswirkungen auf die Art des Führungsstils und der Unternehmenskommunikation. Nach Rothlin und Werder (2009, S. 32-33) gibt es Kulturen, die einem Boreout förderlich sind und solche, in denen es kaum vorkommt. Demnach ist eine Kultur, die auf Macht ausgerichtet ist, anfällig für Boreout. Es dominiert Kontrolle, Hierarchie und Autorität. Die Mitarbeiter sind die ausführende Instanz, ohne die Arbeit zu hinterfragen. Probleme werden nicht offen angesprochen. Diese Kultur stiftet keinen Sinn. Jedoch bildet laut Badura und Walter (2014, S. 153-154) das Streben nach Sinn, Zuwendung und Anerkennung die primäre Triebkraft menschlichen Handeln. Damit verbunden ist das Gefühl gebraucht zu werden. Um die Begeisterung und Bindung der Mitarbeiter zu erhalten, ist die Sinnhaftigkeit der Aufgabenstellung und die Zielsetzung immer wieder zu begründen. Denn Arbeiten ohne Engagement oder gegen die eigenen Überzeugungen ist ein Risikofaktor für die Leistungsbereitschaft. Für Badura und Walter (2014, S. 157) ist Kultur ein Sinnspeicher, der „einen wesentlichen Einfluss auf den psychischen Energiehaushalt der Mitarbeiter" hat. Auch Hollmann und Hanebuth (2011) sehen einen Zusammenhang zwischen der psychischen Belastung und der Unternehmenskultur:

> Gerade im Zusammenhang mit psychischen Belastungen ist die Organisationsstruktur im starken Maße mitentscheiden für den Erfolg von Maßnahmen. Sicherheit, Anerkennung der Leistungen, Selbstbestätigung, Zugehörigkeit, Möglichkeiten der Selbstentfaltung und Identitätsbildung sind prägende Faktoren des Arbeitsalltages. Ob sie fehlen oder nur unterentwickelt sind, ist häufig eine Frage der Unternehmenskultur und der Werte, die die Organisation prägen. (S. 85)

Organisationen, die sich an der Arbeit ausrichten sind nach Rothlin und Werder (2007, S. 33-34) weniger anfällig für Boreout. Sie sind flexibel, dynamisch und wenig hierarchisch. Die Eigeninitiative der Mitarbeiter ist gefragt. Sie erfahren, was sie zum Erfolg des Unternehmens beitragen können, damit sie sich mit der Aufgabe identifizieren können. Die Arbeit soll Sinn stiften. Probleme können angesprochen werden. Der Führungsstil ist partizipativ. Das heißt, nicht nur von oben nach unten gerichtet, sondern auch von unten nach oben. Mitarbeiter werden bei Entscheidungen eingebunden. Looks (2012, S. IV) ist zu der Erkenntnis gelangt, dass es sich bei der partizipativen Führung „um eine geeignete Maßnahme gegen Boreout beziehungsweise der qualitativen Unterforderung handelt, da dieser Führungsstil in der Lage ist, die intrinsische Motivation der Mitarbeiter zu erhöhen".

Auch die transformationale Führung geht mit einer besseren Gesundheit der Mitarbeiter einher, dies belegen aktuelle Studien. Es wirkt sich auf das Stresserleben und das Wohlbefinden der Mitarbeiter aus (Felfe, Ducki & Franke, 2014, S. 144). Das wesentliche Kennzeichen dieses Führungsstils ist die Veränderung der Mitarbeiter, die Transformation. Durch die Beeinflussung von Werten und Einstellungen steigern Führungskräfte die Motivation und Leistung der Mitarbeiter (Pundt & Nerdinger, 2012, S. 31-32).

Darüber hinaus bestimmt die Unternehmenskultur wie offen kommuniziert wird. Zum Beispiel über Belastungen, Fehler oder Krankheit (Ducki, & Felfe, 2011, S. x). 2007 waren Rothlin und Werder (S. 118) sich sicher, dass Boreout-Betroffene zu mehr Beschäftigung kommen, indem sie dies kommunizieren. Zwei Jahre später berichten sie, dass viele Arbeitnehmer das Thema Nichtstun offen angesprochen haben, aber der Chef nicht reagiert (Rothlin & Werder, 2009, S. 25). „Führungskräfte nehmen durch ihr Verhalten und ihre Kommunikation den Mitarbeitern gegenüber direkten Einfluss auf deren Gesundheit" (Felfe, Ducki & Franke, 2014, S. 139). Solutogene Bedingungen können nur entstehen, wenn Mitarbeiter Informationen erhalten, warum bestimmte Entscheidungen getroffen werden, wie Aufgaben bewältig werden können und welchen Sinn sie haben. „Bezogen auf den Umgang mit dem Thema Gesundheit bedeutet dies, dass Gesundheit fester und ausdrücklicher Bestandteil betrieblicher Informations- und Kommunikationspolitik sein muss" (Ducki, & Felfe, 2011, S. xi). Dies erreicht man nicht innerhalb kurzer Zeit, da Kommunikation ein Prozess ist, der vorausschauend geplant werden muss. Um Verständnis und Beteiligung der Mitarbeiter zu erwirken muss ein Vertrauensverhältnis aufgebaut werden. Wichtig ist die persönliche Kommunikation, um auf Nachfragen zu reagieren und eine Rückmeldung geben zu können. Wenn Menschen an Gesprächen beteiligt werden, „schafft Kommunikation Identifikation und trägt zum Aufbau einer gesunden Unternehmenskultur bei" (Budde, 2010, S. 314, S. 322). Um Veränderungen in der Unternehmenskultur einzuleiten reicht nach Hollmann und Hanebuth (2011, S. 85) guter Wille und ein Befragungsinstrument, dass alle Belastungen erfasst, nicht aus. Im Unternehmen ist eine Meinungsbildung über das notwendig, was krank macht. „Eine Gesprächskultur, die den Austausch über psychische Probleme, Schwächen und persönliche Sorgen unterstützt, kann zur Prävention beitragen" (Riechert, 2011, S. 188). Wenn Unternehmen ihre Mitarbeiter wertschätzen und sich um jeden Einzelnen bemühen, führt es „zu einer gesundheitsförderlichen Veränderung der Führungskultur und des sozialen Klimas im Betrieb … Die Mitarbeiter identifizieren sich wieder mit dem Unternehmen, psychische Gesundheit und Wohlbefinden nehmen zu und ihre Leistungsbereitschaft steigt" (Riechert, 2011, S. 188).

3.2 Gefährdungsbeurteilung bei psychischen Belastungen

Unter psychischer Belastung wird nach DIN EN ISO 10075-1 „die Gesamtheit aller erfassbaren Einflüsse, die von außen auf den Menschen zukommen und psychisch auf ihn einwirken" verstanden (Bundesanstalt für Arbeitsschutz und Arbeitsmedizin, 2015b). „Risikobehaftet sind sowohl Arbeitsplätze, die hohe Anforderungen an die Beschäftigten stellen, als auch solche mit stark eingeengter Eigenverantwortung der Beschäftigten" (Weltgesundheitsorganisation, 2013b, S. 90).

Der Arbeitgeber ist nach dem Arbeitsschutzgesetz (Bundesministerium der Justiz und für Verbraucherschutz, 1996, §3) verpflichtet, „die Sicherheit und Gesundheit der Beschäftigten bei der Arbeit [zu] beeinflussen". Er muss die am Arbeitsplatz bestehenden Gesundheitsgefährdungen beurteilen, um zielgerichtete und wirksame Arbeitsschutzmaßnahmen durchzuführen (Bundesministerium für Arbeit und Soziales, 2015). Badura und Walter (2014, S. 151) sehen in der Gefährdungsbeurteilung psychischer Belastungen einen Schritt in die richtige Richtung. Die Bundesanstalt für Arbeitsschutz und Arbeitsmedizin (2015a) will in einem von 2015 bis 2017 angelegten Forschungsprojekt der Frage nachgehen, wie Betriebe diese Aufgabe in der Praxis angehen. Eine Auswertung von Studien aus den Jahren 2007 bis 2011 hat ergeben, dass nur wenige Unternehmen die Gefährdungsbeurteilung umsetzen, die die psychische Belastung berücksichtigen. Als hinderlich für die Umsetzung wird die uneinheitliche Verwendung des Begriffs „psychische Belastung" angesehen. Förderlich sind die Einbindung des Betriebsrates und der Entscheidungsträger. Empfohlen wird, mit Pilotprojekten zu beginnen (Beck, Richter, Ertel & Morschäuser, 2012, S. 117-118). Ein erhöhtes Bewusstsein über psychisches Wohlbefinden am Arbeitsplatz zu schaffen ist ein Ziel des Europäischen Aktionsplans für psychische Gesundheit. Als Maßnahmen werden „Anreize für Arbeitgeber zum Abbau psychosozialen und arbeitsbezogenen Stresses, zum Ausbau der Stressbewältigung und zur Förderung des Wohlbefindens am Arbeitsplatz" vorgeschlagen (Weltgesundheitsorganisation, 2013a, S. 5-6).

3.3 Work-Life-Balance

„Work-Life-Balance bezeichnet die Vereinbarkeit von Beruf mit dem Privat- und Familienleben" (Badura & Greiner, 2013, S. 57). Schnetzer (2014, S. 12) versteht darunter eine „Ausgewogenheit zwischen Berufs- und Privatleben unter bewusstem Einbeziehen von Gesundheit und Lebensvision". Für das Bundesministerium für Familie, Senioren, Frauen und Jugend (2005, S. 4) bedeutet es „eine neue, intelligente Verzahnung von Arbeits- und

Privatleben". Sie versteht es in erster Linie als ein Wirtschaftsthema, da die Vorteile für das Unternehmen, die Beschäftigten und dem volkswirtschaftlichen Nutzen in ihrer Studie bestätigt wurden: Unternehmen profitieren von zufriedeneren, leistungsfähigeren Mitarbeitern, die sich mit ihrem Arbeitgeber identifizieren. Fehlzeiten werden reduziert und Fluktuationen verringert. Positive Imageeffekte erleichtern die Personalrekrutierung und fördern damit die Innovationsfähigkeit. Die Beschäftigten können private Verpflichtungen und Erwerbstätigkeit besser vereinbaren. Die Gesellschaft gewinnt, weil das Arbeitskraftpotenzial besser ausgeschöpft wird und die höhere Wettbewerbsfähigkeit der Unternehmen das gesamtwirtschaftliche Wachstum stärken (Bundesministerium für Familie, Senioren, Frauen und Jugend, 2005, S. 5-7).

Nicht nur die Ausgestaltung der konkreten Work-Life-Balance-Maßnahmen ist von Bedeutung, sondern auch deren strategische Verankerung im Unternehmen. (Bundesministerium für Familie, Senioren, Frauen und Jugend, 2005, S. 14). Somit wird bei der Vereinbarung von Berufs- und Privatleben die Bedeutung der Führungskraft in Mittelpunkt gerückt (Felfe, Ducki & Franke, 2014 S. 143). Die Umsetzung von Maßnahmen setzt eine hohe Akzeptanz im Unternehmen voraus. Das Bundesministerium für Familie, Senioren, Frauen und Jugend (2005, S. 15-19) fasst die Maßnahmen in drei Schwerpunkten zusammen: Die intelligente Verteilung der Arbeitszeit, wie Teilzeitarbeit und längere Phasen der Abwesenheit, dem Sabbatical. Flexbile Arbeitszeiten und -orte durch Gleitzeit, Telearbeit, Job-Sharing und Arbeitszeitkontenmodelle. Der dritte Schwerpunkt befasst sich mit Maßnahmen, um Mitarbeiter zu binden. Hierzu zählen Wiedereinstiegsprogramme, Sozialberatung, Fitnessangebote, Betriebssport, Gesundheits-Check und Aktionstage. Allerdings ist es nicht ausreichend, Work-Life-Balance mit einer einzelnen Maßnahme zu begegnen. Es sind individuelle Problemlösungen gefragt, um die betrieblichen und individuellen Anforderungen zu berücksichtigen. Betriebliche Investitionen in Maßnahmen zur Verbesserung der Work-Life-Balance amortisieren sich schnell und sind nachhaltig für das Unternehmen (Bundesministerium für Familie, Senioren, Frauen und Jugend, S. 5-7, S. 14).

Eine quantitative Mitarbeiterbefragung in fünf Unternehmen aus unterschiedlichen Branchen des Produktions- und Dienstleistungssektor belegt den Nutzen von Work-Life-Balance. Positiv wirkten sich „gut funktionierende soziale Beziehungen innerhalb der Arbeitsteams, akzeptierte und kompetente Führungskräfte sowie eine Unternehmenskultur, die im hohen Maße zum Beispiel dadurch geprägt ist, dass Konflikte konstruktiv bearbeitet und alle Mitarbeiter im Betrieb gleich behandelt werden" aus (Badura & Greiner, 2013, S. 61-62, S. 110). Die Befragten waren umso weniger von depressiven Verstimmungen oder schlechtem Allgemeinbefinden betroffen, je besser Indikatoren wie Work-Life-Balance und Arbeitsbedingungen bewertet wurde. (Badura & Greiner, 2013, S. 183).

4 Diskussion

Vor dem Hintergrund, dass die Wissenschaft beginnt sich mit Boreout zu beschäftigen, dessen Existenz bestätigt und den Begriff verwendet (Prammer, 2013, Stock, 2013, 2015a, 2015b) ist es verwunderlich, dass Rothlin und Werder im Jahr 2014 die Neuauflage ihres Buches nicht mehr „Diagnose Boreout", sondern „Unterfordert" nennen. Erst im Untertitel wird deutlich, dass es sich um Boreout handelt. Ebenso wenig wie Burnout (Prütz, Seeling, Ryl, Scheidt-Nave, Ziese & Lampert, 2014, S. 122) wird Boreout einheitlich definiert. Eine praxistaugliche und akzeptierte Definition von Boreout ist notwendig, um in Studien nähere Erkenntnisse zu gewinnen. Stichproben in Studien müssen breit gestreut werden, um eine repräsentative Aussage zu treffen. Bei der Studie von Kipfer (2009, S. 63-64) war dies nicht der Fall. Die Auswertung von 53 Fragebogen war zu gering und zu ungenau. Hinzu kam, dass es ihm nicht möglich war, einen Boreout-Fragebogen zu finden. Kipfer hat sich für den Fragebogen SALSA „Salutogenetische Subjektive Arbeitsanalyse", Teil B entschieden, der um die Interviewfragen von Rothlin und Werder (2007, S. 10) ergänzt wurde. Bislang gibt es nur Studien, die einzelne Aspekte von Boreout beleuchten. Die verwendeten Zielparameter und Messinstrumente sind vielfältig und die Evidenz ist begrenzt. Somit werden nicht hinreichend wissenschaftliche Nachweise für die Wirksamkeit einer diagnostischen oder therapeutischen Aktion erbracht. Wie zum Beispiel beim Zielparameter „Arbeitszufriedenheit". Pieper, Schröer, Haupt, & Kramer (2015, S. 35-44) betonen, dass „kaum ein Gebiet ... so heterogen [ist] wie das der Maßnahmen zur Prävention von psychischen Erkrankungen bzw. der Förderung des psychischen Wohlbefindens". Die zugrundeliegenden Mechanismen der Entstehung und Vorgeschichte von Boreout könnten durch das „customer demands-resource model" mit groß angelegten, empirischen Daten erkundet werden (Stock, 2015b, S. 145). Welche Rolle spielen Alter, Geschlecht, Beziehungsstatus und Gesundheit bei Boreout? Wie gestaltet sich die Kommunikation am Arbeitsplatz? Sind unterforderte Mitarbeiter tatsächlich eher im Dienstleistungs- und Verwaltungsbereich als in Produktions- und Handwerksbetrieben zu finden? Denkbar wäre eine Untersuchung zu den in Kapitel 2.5 genannten Verhaltensstrategien. Werden diese tatsächlich von der Mehrheit der Boreout-Betroffenen angewendet? Scherenberg (2004, S. 17) geht davon aus, dass eher niedrige soziale Schichten von Boreout betroffen sind. Deshalb fordert sie, dass in der Forschung und bei der Entwicklung von präventiven Maßnahmen ein differenzierter Blick auf die Stressoren erfolgen sollte.

Ausgehend von der Tatsache, dass Boreout als psychische Belastung definiert wird (Stock, 2015b, S.145), besteht bei den Unternehmen Handlungsbedarf (Looks, 2012, S. 32). Denn die Arbeitsunfähigkeitstage wegen psychischer Erkrankungen steigt weiterhin an (IGES Institut GmbH, 2015, S. 17). Betroffen sind verstärkt im Dienstleistungsbereich tätige Personen. Damit verbunden sind lange Ausfallzeiten der Arbeitnehmer, von im Schnitt 25,2 Tage. Die meisten Fehltage entfallen dabei auf die 30- bis 34-Jährigen (Meyer, Moddle & Glushanok, 2014, S. 363, S. 324). Nach Rathmann (2010, S. 49) lassen sich besonders junge Arbeitnehmer bis 35 Jahre als Risikogruppe für Boreout identifizieren. Studien belegen, dass die junge Generation ein geringes Gesundheitsbewusstsein aufweist. Zok, Pigorsch und Weirauch (2014, S. 54-55) kommen zu dem Schluss, dass „Arbeitgeber künftig noch mehr gefordert [sind], auf potenzielle Risikofaktoren zu achten, um ihre Beschäftigten gesund zu erhalten". Um Betriebe bei der Gesundheitsförderung zu unterstützen, verpflichtet das am 25. Juli 2015 in Kraft getretene Präventionsgesetz (Bundesgesetzblatt, 2015, §20, Absatz 4-6) die Krankenkassen künftig mehr Geld für diese Leistungen bereitzustellen. Werden die Ausgaben unterschritten, muss die Krankenkasse im Folgejahr die nicht ausgegebene Mittel für zusätzliche Leistungen zur Verfügung stellen. Ob und wie sich dies in der Praxis realisieren lässt, bleibt abzuwarten. Unbestritten ist, „dass Maßnahmen der betrieblichen Gesundheitsförderung und Prävention positive Effekte von Beschäftigten haben" (Pieper, Schröer, Haupt, & Kramer, 2015, S. 68). Insgesamt kann ein ökonomischer Nutzen präventiver Maßnahmen belegt werden. Allerdings ist die Evidenzlage heterogen und die Untersuchungssituation sehr komplex. Für alle Beschäftigungsbereiche empfehlen die Autoren eine individuelle Risikobeurteilung, die aktive Einbindung der Beschäftigten in die Gestaltung von Aufgaben, abwechslungsreiche und inhaltlich zufriedene Tätigkeiten, Anerkennung von Leistungen, Maßnahmen einer gesundheitsförderlichen Arbeitsorganisation sowie die Etablierung betrieblicher Gesundheitsförderung und Prävention. Ziel ist es, arbeitsbedingte gesundheitliche Belastungen zu vermeiden oder zu reduzieren (Pieper et. al., S. 64-69). Würden Arbeitgeber diese Punkte konsequent umsetzen und die Kommunikation wie in Kapitel 3.1 beschrieben, als vorausschauender Prozess planen, wäre Boreout sicherlich kaum ein Thema. Das setzt voraus, dass die Unternehmenskultur sich ändert. Doch noch findet diese zu wenig Achtung in Betrieben, obwohl es geringen finanziellen Aufwand erfordert und hohen kollektiven Nutzen verspricht (Badura & Walter, 2014, S. 157).

5 Literaturverzeichnis

Badura, B., Greiner, W., Rixgens, P., Ueberle, M. & Behr, M. (2013). *Sozialkapital. Grundlagen von Gesundheit und Unternehmenserfolg* (2. erweiterte Auflage). Berlin: Springer Gabler.

Badura, B. & Walter, U. (2014). *Führungskultur auf dem Prüfstand.* In: B. Badura, A. Ducki, H. Schröder, J. Klose & M. Meyer (Hrsg.), *Fehlzeiten-Report 2014* (S. 149-161). Berlin: Springer.

Beck, D., Richter, G., Ertel, M. & Morschhäuser, M. (2012). Gefährdungsbeurteilung bei psychischen Belastungen in Deutschland. *Prävention und Gesundheitsförderung, 7,* 115-119.

Becke, G. (2014). *Zukunftsfähige Unternehmenskulturen durch organisationale Achtsamkeit.* In B. Badura, A. Ducki, H. Schröder, J. Klose & M. Meyer (Hrsg.), *Fehlzeiten-Report 2014* (S. 129-137). Berlin: Springer.

Beye, D. (2009). *Innere Kündigung durch Bore-Out? Untersuchung des Zusammenhangs von Unterforderung und Leistungsbereitschaft am Arbeitsplatz.* München: Grin.

Budde, C. (2010). *Interne Kommunikation.* In B. Badura, U. Walter & T. Hehlmann, *Betriebliche Gesundheitspolitik. Der Weg zur gesunden Organisation* (2. Auflage, 314-323). Heidelberg: Springer.

Bundesanstalt für Arbeitsschutz und Arbeitsmedizin (2015a). *Gefährdungsbeurteilung psychischer Belastung in der betrieblichen Praxis.* Verfügbar unter http://www.baua.de/de/Forschung/ Forschungsprojekte/f2358.html [2.8.2015].

Bundesanstalt für Arbeitsschutz und Arbeitsmedizin (2015b). *Toolbox: Instrumente zur Erfassung psychischer Belastungen.* Verfügbar unter http://www.baua.de/de/Informationen-fuer-die-Praxis/Handlungshilfen-und-Praxisbeispiele/Toolbox/Toolbox.html [2.8.2015].

Bundesanstalt für Arbeitsschutz und Arbeitsmedizin (2015c). *Glossar Unterforderung.* Verfügbar unter http://www.baua.de/de/Informationen-fuer-die-Praxis/Handlungshilfen-und-Praxisbeispiele/Toolbox/Glossar/U-Z/Unterforderung.html [2.8.2015].

Bundesgesetzblatt (2015, 17. Juli). *Gesetz zur Stärkung der Gesundheitsförderung und der Prävention.* Verfügbar unter http://www.bgbl.de/xaver/bgbl/start.xav?startbk=Bundesanzeiger_BGBl&jumpTo=bgbl115s1368. pdf# _bgbl_%2F%2F*[%40attr_id%3D%27bgbl115s1368.pdf%27]_1438448476370 [2.8.2015].

Bundesministerium der Justiz und für Verbraucherschutz (1996). *Arbeitsschutzgesetz.* Verfügbar unter http://www.gesetze-im-internet.de/arbschg/ [2.8.2015].

Bundesministerium für Arbeit und Soziales (2015). *Arbeitsschutzgesetz.* Verfügbar unter http://www.bmas.de/DE/Service/Gesetze/arbschg.html. [2.8.2015].

Bundesministerium für Familie, Senioren, Frauen und Jugend (2005). *Work-Life-Balance: Motor für wirtschaftliches Wachstum und gesellschaftliche Stabilität.* Berlin: Vogt [Broschüre].

Cürten, S. (2013, Dezember). Boreout-Syndrom und Coaching. *Organisationsberatung, Supervision, Coaching, 20,* 473–478.

Deutsche Universität für Weiterbildung. (2012). *Kompetenz- und Talentmanagement in deutschen Unternehmen.* Verfügbar unter http://www.duw-berlin.de/fileadmin/user_upload/content/downloads/DUW-Talentmanagement-Studie_Screen.pdf [2.8.2015].

Ducki, A. & Felfe, J. (2011). *Führung und Gesundheit: Überblick.* In B. Badura, A. Ducki, H. Schröder, J. Klose & K. Macco (Hrsg.), *Fehlzeiten-Report 2011* (S. vii-xii). Berlin: Springer.

Duden (2015). *Langeweile.* Verfügbar unter http://www.duden.de/suchen/dudenonline/Langeweile [2.8.2015].

Felfe, J., Ducki, A., Franke, F. (2014). *Führungskompetenzen der Zukunft.* In B. Badura, A. Ducki, H. Schröder, J. Klose & M. Meyer (Hrsg.), *Fehlzeiten-Report 2014* (S. 139-148). Berlin: Springer.

Franzkowiak, P. (2015). *Prävention und Krankheitsprävention.* In BZgA, *Leitbegriffe der Gesundheitsförderung.* Verfügbar unter http://www.leitbegriffe.bzga.de/alphabetisches-verzeichnis/praevention-und-krankheitspraevention/ [2.8.2015].

Gallup GmbH (2015). *Engagement Index Deutschland 2014.* Verfügbar unter http://www.gallup.com/de-de/181871/engagement-index-deutschland.aspx [2.8.2015].

Harramach, N. & Prazak, R. (2014). *Management, absurd. Ein Blick auf die Kehrseite moderner Management-Begriffe.* Wiesbaden: Springer Gabler.

Hollmann, D. & Hanebuth, D. (2011). *Burnout-Prävention bei Managern – Romantik oder Realität im Unternehmen?* In B. Badura, A. Ducki, H. Schröder, J. Klose & K. Macco, *Fehlzeiten-Report 2011* (S. 81-88). Berlin: Springer.

IGES Institut GmbH (2015). DAK-Gesundheitsreport 2015. Verfügbar unter http://www.dak.de/dak/download/ Vollstaendiger_bundesweiter_Gesundheitsreport_2015-1585948.pdf [1.8.2015].

Kipfer, M. H. (2009). *Boreout. Ein neues Konzept oder längst in der Psychologie etabliert?* Saarbrücken: VDM Müller.

Lehmann, A., Burkert, S., Daig, I., Glaesmer, H. & Brähler, E. (2011).Subjective underchallenge at work and its impact on mental health. *International Archives of Occupational and Environmental Health,* 84 (6), 655-664.

Lohmann-Haislah, A. (2012). *Stressreport Deutschland 2012 - Psychische Anforderungen, Ressourcen und Befinden.* Verfügbar unter http://www.baua.de/dok/3430796 [2.8.2015].

Looks, L. (2012). *Partizipative Führung als Maßnahme gegen Boreout.* Bachelorarbeit, Leuphana Universität Lüneburg. München: GRIN.

Maisch, A. (2007, 11. Dezember). *Auch Langeweile im Job kann krank machen.* Verfügbar unter http://www.welt.de/wissenschaft/article1451708/Auch-Langeweile-im-Job-kann-krank-machen.html [2.8.2015].

Meyer, M., Moddle, J. & Glushanok, I. (2014). *Krankheitsbedingte Fehlzeiten der deutschen Wirtschaft im Jahr 2013.* In B. Badura, A. Ducki, H. Schröder, J. Klose & M. Meyer (Hrsg.), *Fehlzeiten-Report 2014* (S. 323-511). Berlin: Springer.

Nitzsche, A., Driller, E., Kowalski, C. & Pfaff, F. (2010). *Organisationskrankheit Burnout.* In B. Badura, U. Walter & T. Hehlmann. *Betriebliche Gesundheitspolitik. Der Weg zur gesunden Organisation* (2. Auflage, S. 389-399). Heidelberg: Springer.

Paulsen, R. (2014). *Empty labor. Idleness and workplace resistance.* Cambridge: Cambridge University Press.

Pieper, C., Schröer, S, Haupt, J. & Kramer, I. (2015). *Wirksamkeit und Nutzen betrieblicher Prävention.* In AOK-Bundesverband, BKK Dachverband e. V., Deutsche Gesetzliche Unfallversicherung, Verband der Ersatzkassen e. V. (Hrsg.), *iga. Report 28. Wirksamkeit und Nutzen betrieblicher Prävention* (1. Auflage, S. 11-110). [Broschüre].

Prammer, E. (2013). *Boreout - Biografien der Unterforderung und Langeweile.* Wiesbaden: Springer.

Prütz F., Seeling, S., Ryl, L., Scheidt-Nave, C. E., Ziese, T. & Lampert, T. (2014). *Welche Krankheiten bestimmen die Zukunft?* In B. Badura, A. Ducki, H. Schröder, J. Klose & M. Meyer (Hrsg.), *Fehlzeiten-Report 2014* (S. 113-116). Berlin: Springer.

Pundt, A. & Nerdinger, F. W. (2012). *Transformationale Führung – Führung für den Wandel?* In S. Grote (Hrsg.), *Die Zukunft der Führung* (S. 27-46). Berlin: Springer Gabler

Rathmann, A. (2010). *Burnout und Boreout in der Kommunalverwaltung. Beschäftigte im Spannungsfeld von Über- und Unterforderung - empirische Befunde.* Saarbrücken: VDM Müller.

Riechert, I. (2011). *Psychische Störungen bei Mitarbeitern. Ein Leitfaden für Führungskräfte und Personalverantwortliche - von der Prävention bis zur Wiedereingliederung.* Berlin: Springer.

Rothlin, P. & Werder, P. R. (2007). *Diagnose Boreout. Warum Unterforderung im Job krank macht.* Heidelberg: Redline.

Rothlin, P. & Werder, P. R. (2009). *Die Boreout-Falle. Wie Unternehmen Langeweile und Leerlauf vermeiden.* München: Redline.

Rothlin, P. & Werder, P. R. (2014). *Unterfordert. Diagnose Boreout – wenn Langeweile krank macht.* Heidelberg: Redline.

Schauf, M. & Cinar, S. (2011). *Low-Performance. Führungsmaßnahmen und Handlungsempfehlungen zur optimalen Potentialausschöpfung von leistungsschwachen Mitarbeitern.* München: Rainer Hampp.

Scherenberg, V. (2014). Über- und Unterforderung am Arbeitsplatz. Burn- und Boreout. *Public Health Forum, 22* (1), 16-17.

Schnetzer, R. (2014). *Achtsames Prozessmanagement. Work-Life-Balance und Burnout-Prävention für Unternehmen und Mitarbeitende.* Wiesbaden: Springer Gabler.

Sirota Survey Intelligence (2008). *Bored Employees Are More Disgruntled Than Overworked Ones, Research Finds.* Verfügbar unter http://www.boreout.com/images/documents/SirotaSurveyBoredEmployees.pdf [2.8.2015].

Stadler, B. (2007, 18. November). Der Boreout-Hoax. *Neue Züricher Zeitung.* Verfügbar unter http://www.nzz.ch/aktuell/startseite/der-boreout-hoax-1.586013 [2.8.2015].

Stock, R. M. (2015a). Is Boreout a Threat to Frontline Employees' Innovative Work Behavior? *Journal of Product Innovation Management, 32* (4), 574–592.

Stock, R. M. (2015b). *When the Service Encounter Becomes a Source of Boredom: A Customer Demands-Resources Model of Service Employees' Boreout.* In M. C. Dato-on (Hrsg.), *The Sustainable Global Marketplace* (S. 145). Cham: Springer International Publishing.

Stock-Homburg, R. (2013). *Zukunft der Arbeitswelt 2030 als Herausforderung des Personalmanagements.* In Stock-Homburg, R. (Hrsg.), *Handbuch Strategisches Personalmanagement* (2. Auflage, S. 603-630). Wiesbaden: Springer Gabler.

Tröster, R. (2013). *Der Weg zu Burnout-freien Arbeitswelten.* Berlin: Springer Gabler.

Weltgesundheitsorganisation (2013a). *Europäischer Aktionsplan für psychische Gesundheit.* Verfügbar unter http://www.euro.who.int/__data/assets/pdf_file/0008/195218/63wd11g_MentalHealth-2.pdf [2.8.2015].

Weltgesundheitsorganisation (2013b). *Gesundheit 2020 Rahmenkonzept und Strategie der Europäischen Region für das 21. Jahrhundert.* Verfügbar unter http://www.euro.who.int/__data/assets/pdf_file/0009/215757/Health2020-Long-Ger.pdf?ua=1 [2.8.2015].

Wyatt, S. (1924). Monotony. *Journal of the National Institute of Industrial Psychology, 2,* 24-30.

Zok, K. (2011). *Führungsverhalten und Auswirkungen auf die Gesundheit der Mitarbeiter – Analyse von WidO-Mitarbeiterbefragungen.* In B. Badura, A. Ducki, H. Schröder, J. Klose & K. Macco, *Fehlzeiten-Report 2011* (S. 27-35). Berlin: Springer.

Zok, K., Pigorsch, M. & Weirauch, H. (2014). *Babyboomer und Generation Y als Beschäftigte: Was eint, was trennt?* In B. Badura, A. Ducki, H. Schröder, J. Klose & M. Meyer (Hrsg.), Fehlzeiten-Report 2014 (S. 47-60). Berlin: Springer.

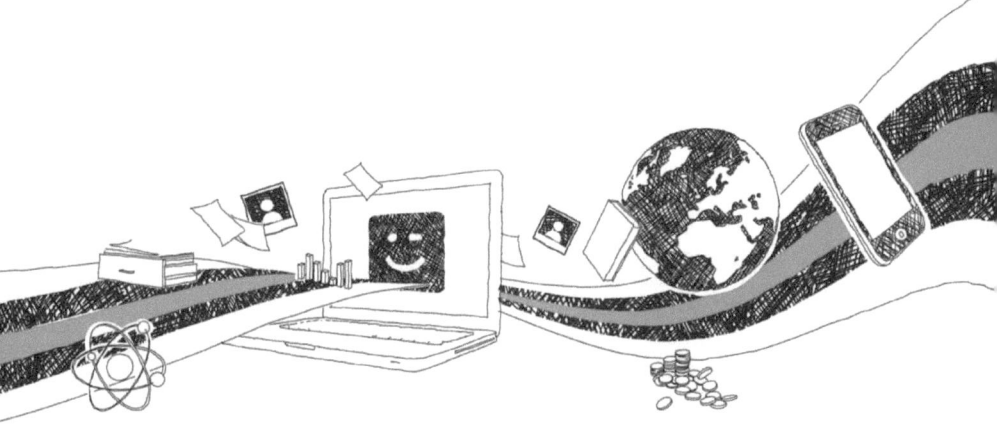
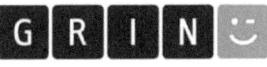